ENSEIGNEMENT LIBRE.

DISCOURS D'ADIEU

DE

M. LE Dr DUPRÉ

A SES ÉLÈVES

A L'OUVERTURE DE SON COURS

(13 novembre 1865).

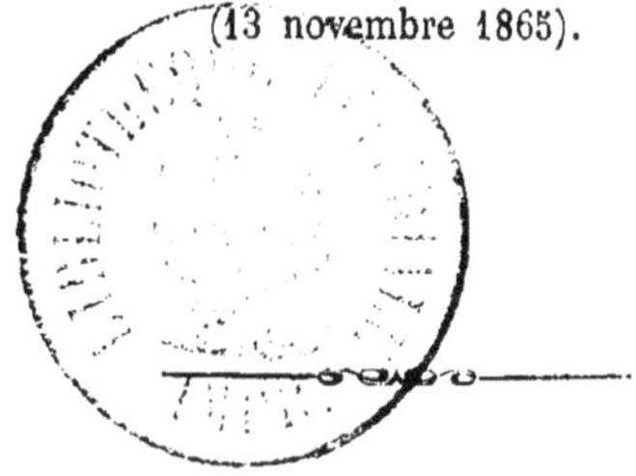

PARIS

GERMER BAILLIÈRE, LIBRAIRE-EDITEUR,

17, RUE DE L'ÉCOLE-DE-MÉDECINE.

Londres — Hipp. Baillière, Regent street.

New-York — Baillière brothers, 440, Broadway.

MADRID, C. BAILLY-BAILLIÈRE, PLAZA DEL PRINCIPE ALFONSO, 16.

1866

Au moment de quitter un enseignement auquel j'aurai consacré vingt-quatre années de ma vie, un devoir impérieux me commandait d'en raconter à mes élèves les différentes phases, et de leur expliquer les motifs de ma détermination.

Mon appel ne s'adressait pas seulement aux élèves présents, mais à tous ceux du passé qui n'étaient plus là pour entendre ma parole.

Ainsi j'ai parlé :

Mes amis,

Je commence aujourd'hui pour la vingt-quatrième fois mon cours d'anatomie du semestre d'hiver.

Mon enseignement, toutefois, ne s'est pas borné à celui que j'ai fait chaque année pendant la saison d'hiver. J'ai donné des cours d'anatomie pendant plusieurs étés. Depuis deux ans à peine, je les ai cessés complétement.

Je ne compte pas mes leçons particulières, mais je ne puis passer sous silence mon enseignement d'anatomie artistique.

Il a duré quatre années. Je l'ai fait deux ans comme professeur libre; j'avais pour élèves, non pas seulement des commençants, mais encore des hommes d'une haute valeur artistique : c'étaient Hamon, Aubert (un prix de Rome), Nason et plusieurs autres artistes dont les noms sont bien connus. Je relate cette particularité de ma vie de professeur pour repousser le reproche adressé aux artistes de notre époque de négliger les études anatomiques. Je les ai toujours vus aussi désireux d'apprendre, que j'étais désireux moi-même de les instruire.

Malheureusement, les obstacles créés à mon enseignement par le monde officiel ont paralysé mes efforts et leur bonne volonté.

Quelque temps après, je fus appelé par M. Belloc, directeur de l'École impériale de dessin, pour remplacer le professeur d'anatomie. Là, mes leçons furent gratuites. A la fin de la deuxième année, un prix fut décerné ; ce fut M. Hegel, un Polonais, qui le remporta.

Je reçus, sur le théâtre même de la distribution des récompenses, les remerciements et les félicitations de M. le surintendant des beaux-arts.

Quelques jours après, on me déclara que je ne pouvais plus continuer mes leçons qu'à titre de professeur ou de chargé du cours, titre que l'on me refusa, bien entendu.

Ainsi finit mon enseignement, à mon grand regret, à celui de mes élèves que j'aimais et dont j'étais aimé. En vain réclamèrent-ils, leurs réclamations ne furent point écoutées. Mais laissons ce pénible souvenir.

Je vous ai dit que pour la vingt-quatrième fois j'allais commencer mon cours d'anatomie du semestre d'hiver. J'ajoute que ce sera le dernier. Il faudrait des circonstances bien imprévues, des motifs bien sérieux, que je n'entrevois pas, pour changer ma détermination. Cependant, je ne saurais vous abandonner complétement; mais, au lieu de vous réunir dans des cours particuliers, ce sera dans un cours public. Mes leçons seront plus rares, il est vrai. Les difficultés contre lesquelles nous luttons pour nous procurer tous les éléments nécesaires à nos cours particuliers d'anatomie descriptive ne me permettent pas de continuer plus longtemps. Cette lutte, que j'aurai soutenue pendant vingt-quatre ans, ne convient plus aujourd'hui ni à mon âge ni à mon caractère. Je laisse à d'autres le soin de suivre l'exemple qu'ont donné mes amis et que j'ai donné moi-même jusqu'ici (1).

Dans cette lutte impossible et d'une si longue durée, j'ai vu disparaître bien des professeurs.

J'en citerai deux seulement, ceux que j'ai le plus aimés, ceux qui ont le plus souffert. L'un y a trouvé la mort, l'autre s'y est épuisé.

Le premier, c'était mon ami Dumay ; l'autre, le père Martin Magron. Je l'appelle le père, parce qu'il était véritablement le père de ses élèves, et il méritait mieux que moi ce titre que les miens m'ont depuis longtemps décerné.

Dumay, traqué dans son enseignement comme

(1) Voir pour les principaux détails de cette lutte la brochure que j'ai publiée le 8 mai 1865, avec ce titre : *De la liberté de l'enseignement médical.*

une bête fauve l'est par des chasseurs, Dumay succomba à une piqûre anatomique.

C'était mourir au champ d'honneur. Je jetai sur sa tombe quelques paroles de regret. Il vivra toujours dans les souvenirs de mon cœur.

Il professait la médecine opératoire. C'était un professeur hors ligne. Je n'ai jamais entendu personne qui l'ait enseignée avec plus de netteté, de clarté et de précision. Son élocution était simple, facile, concise, entraînante. Toutefois, son exécution l'emportait encore sur son exposition. C'est par là surtout qu'il étonnait, non pas seulement les élèves, mais les maîtres. Et cette habileté, il la devait moins à sa dextérité naturelle qu'aux règles sévères qu'il s'était imposées et qu'il appliquait avec une rigueur mathématique.

Pour en faire ressortir l'importance, il disait souvent à ceux qui, se fiant à leur adresse, croyaient pouvoir se passer des préceptes du maître : « Vous « êtes trop adroits, vous ne serez jamais opérateurs, « je n'aime que les maladroits; amenez-moi les « maladroits. Ceux-là se plient mieux à la règle; la « règle est tout en opération. » Il avait raison.

Du reste, il était l'élève des hommes les plus distingués dans la science chirurgicale : des Blandin, des Lenoir, des Michon, de Lisfranc, qui s'appelait lui-même le papa de la médecine opératoire, enfin de Robert, notre regretté maître, dont il avait été d'abord le prosecteur, et dont il fut ensuite le digne successeur à l'École pratique.

J'aurai l'occasion une autre fois de vous parler plus longuement de mon pauvre ami, mais j'ai tant de choses à vous communiquer, que je ne puis lui consacrer, pour le moment, que ces quelques mots de souvenir et de regret.

Quant à mon autre ami, heureusement encore vivant, que vous en dirais-je? J'ose à peine en parler; mes paroles lui parviendront et blesseront sa modestie. Ah! si à ce prix elles pouvaient ranimer son cœur et réveiller son courage!

Du reste, il connaît ma franchise, il sait que je suis incapable de lui donner un éloge qui ne serait point dans ma pensée.

M. Martin n'était pas seulement le maître des élèves, il était le maître des maîtres, notre supérieur à tous.

Il professait la physiologie, cette science si grande, si vaste, si compliquée, la plus difficile à enseigner de toutes les branches des sciences médicales, puisqu'elle exige des connaissances variées, empruntées à toutes les autres sciences.

Pendant vingt ans il s'acquitta de sa tâche avec un zèle, une ardeur, une supériorité qui n'étaient dépassés que par son désintéressement. Recherches anatomiques, expériences sur les animaux, chimie, physique, tout était mis à contribution pour élucider et graver dans l'esprit des élèves les sujets importants qu'il développait dans ses cours. Ce n'était ni l'amour de la fortune, ni l'amour de sa réputation qui le dirigeaient dans son labeur.

Ce n'était point l'amour de la fortune, car on conçoit aisément combien devaient être onéreux pour lui cet assortiment d'appareils, ce grand nombre d'expériences.

Ce n'était pas non plus l'amour de sa réputation; cet homme instruit joignait à son profond savoir une modestie et un scrupule scientifique, à mon sens, exagérés.

Il a toujours craint de produire un livre qui ne répondît point à la grandeur d'une science que pourtant personne n'était plus capable que lui de traiter dans tous ses développements; car M. Martin n'était pas seulement un simple spécialiste, choisissant les sujets de son enseignement au gré de sa convenance et de sa fantaisie, il embrassait toute la physiologie et tous les détails lui en étaient également familiers. Quel a donc été le mobile de sa vie? L'amour de la science, de la vérité, et surtout l'affection qu'il portait à la jeunesse, qu'il voulait faire grandir, sans essayer de grandir lui-même.

C'était un cœur paternel sacrifié d'avance à ses enfants. La plupart de nos jeunes physiologistes ont trouvé dans ses leçons le point de départ de leurs travaux et de leur gloire. Comment a-t-il été récompensé de son labeur?

En vertu de nouveaux règlements renchérissant sur ceux dont Orfila était l'auteur et qui avaient déjà porté un coup si terrible à l'enseignement particulier, on l'évinça de l'École pratique, en le privant des ressources anatomiques nécessaires à ses cours de physiologie. Trouva-t-il un dédommagement dans l'affection de ceux qui lui devaient leur gloire et leurs succès? Quelques-uns, sans doute, lui ont conservé de la reconnaissance, mais la plupart l'ont récompensé par l'ingratitude. Frappé dans ses sentiments les plus chers, M. Martin en fut ébranlé. Depuis ce temps, sa santé, ainsi que je l'ai déjà dit ailleurs, sa santé est chancelante et son cœur plein d'amertume.

Me voilà donc aujourd'hui seul debout des an-anciens professeurs qui ont assisté au début de cette lutte suivie de si funestes résultats. Orfila, en renfermant tous les professeurs dits libres avec leurs élèves dans un seul pavillon, se flattait sans doute d'étouffer plus facilement l'enseignement particulier d'anatomie; mais il a duré plus que lui et il durera encore, n'en déplaise à ses ennemis. En dépit d'obstacles toujours grandissant, d'autres champions se sont présentés dans la lice pour remplacer ceux qui disparaissaient tour à tour. Je citerai entre autres mon ami le docteur Rambaud.

Vous connaissez tous son honnêteté, la noblesse de son caractère, son infatigable ardeur pour la science. Je vais vous donner une preuve de son courage et de son dévouement scientifique. A la veille d'une épreuve de concours, l'épreuve terminale, celle de médecine opératoire, Rambaud se blessa au poignet de la main droite. La pointe d'un couteau pénétra profondément dans la synoviale des tendons fléchisseurs. Malgré la douleur et l'inflammation, Rambaud soutint le lendemain l'épreuve et sortit victorieux de la lutte : il fut nommé prosecteur des hôpitaux. Cependant le mal n'est pas guéri, il a eu de cuisants retours. Mon ami Rambaud, après l'expiration de son prosectorat est revenu à l'École pratique comme professeur particulier. Malgré des douleurs reparaissant de temps à autre, malgré une gêne permanente de la main, il n'en continue pas moins avec ardeur et persévérance son pénible labeur. Honneur à lui ! Et croyez-vous que j'aie été moi-même épargné au milieu de ces cruelles épreuves, j'en ai eu ma part. *Quæque ipse miserrima vidi et quorum pars magna fui.*

J'ai failli, il y a quatre ans, succomber aux suites d'une infection cadavérique ; le mal fut violent. A peine sorti triomphant de ma lutte avec la mort, je recommençai avec une nouvelle ardeur ma lutte scientifique.

Déjà quelque temps avant, ma tâche avait été bien rude. Le système de l'étouffement ne réussissant pas assez vite, au gré de ses inventeurs, ils avaient eu l'heureuse inspiration, pour en finir d'un seul coup avec l'enseignement particulier d'anatomie, de lui fermer son dernier refuge. J'eus connaissance de leurs projets, et de suite j'écrivis à M. Rouland, alors ministre de l'instruction publique, la lettre suivante :

« Monsieur le Ministre,

« Je tiens de personnes haut placées et dignes de foi que l'enseignement particulier d'anatomie et de chirurgie à l'École pratique, se trouve menacé dans son existence.

« Cela m'étonne sous le règne actuel, car cet enseignement florissait du temps du premier empire. Rendant hommage au talent de Bichat, Napoléon Ier, étant premier consul, avait ordonné, par une lettre du 14 thermidor an x, que le nom de l'illustre anatomiste serait gravé à côté de celui de Desault, son maître, sur un monument public à l'Hôtel-Dieu de Paris.

« Or, Bichat, malgré tout son génie, n'était qu'un simple professeur particulier d'anatomie.

« Dernièrement encore, Son Exc. M. le Ministre de l'instruction publique et des cultes daignait honorer de sa présidence l'inauguration de la statue du professeur particulier Bichat, à la Faculté de médecine.

« Il semble donc qu'après des témoignages officiels aussi éclatants donnés en faveur de l'enseignement particulier d'anatomie à la mémoire d'un de ses plus illustres représentants, je devrais bannir toute crainte de mon esprit. Toutefois, comme les bruits prennent de la consistance, pardonnez à l'inquiétude et à l'émotion de celui qui a consacré sa vie à l'enseignement de l'anatomie, base de son existence physique, morale et intellectuelle.

« Daignez agréer, Monsieur le Ministre, etc. »

Sur ma lettre, M. le Ministre m'accorda une audience. Je le trouvai hésitant, et ç'en était fait de l'enseignement particulier d'anatomie, sans la résistance si digne et si courageuse de M. Dubois, alors doyen de la Faculté de médecine. Aussi ne soyez pas surpris qu'en toute occasion je lui en adresse mes remerciements et lui en témoigne ma reconnaissance.

J'ai juré alors, et je jure encore solennellement devant vous, de combattre toute ma vie pour la liberté de l'enseignement en tout lieu, à toute heure, en toute circonstance, quand même je serais seul, *solus contra omnes*.

Et vous me verrez, lorsque j'aurai cessé m enseignement particulier, défendre ce grand principe de liberté avec plus d'énergie que je ne le fais encore aujourd'hui. Le sentiment de mes convictions a toujours été plus fort en moi que le sentiment de mes intérêts.

Quant à mes intérêts, ne vous imaginez pas pourtant que je n'en aie aucun souci.

Aujourd'hui plus que jamais l'argent est le nerf de la guerre.

Pour continuer la lutte, pour défendre mes convictions, ne me fallait-il pas des ressources?

Je ne pouvais les demander à un enseignement

toujours menacé dans son existence. Aussi, depuis cette époque, je me suis livré plus spécialement à la chirurgie, et j'ai inventé un nouveau système de bandage herniaire, créé une nouvelle méthode pour la contention des hernies.

Eh bien ! le croiriez-vous, après vingt-deux ans d'une vie honorable et sans reproche, après avoir prouvé, non pas seulement par des considérations théoriques irréfutables, mais encore par une pratique de huit années, la supériorité de mon bandage, un de nos maîtres a eu le courage de me refuser son rapport à l'Académie des sciences.

Et notez bien que je ne demandais pas une faveur, mais un acte de justice. Il avait lui-même à s'acquitter d'un devoir, puisqu'il avait été nommé mon rapporteur. Notez encore qu'il avait fait l'éloge de mon invention à sa clinique longtemps avant d'avoir su ni même soupçonné qu'il serait chargé d'en rendre compte à l'Académie.

Ainsi, vous le voyez, le vieux professeur dévoué à la science et à l'enseignement n'a trouvé que l'indifférence, là où il devait s'attendre à l'accueil le plus empressé. Pensez-vous toutefois que je puisse accepter comme un jugement en dernier ressort cette fin de non-recevoir ? Je porterai ces faits à la connaissance du public, il les appréciera. Que cette façon d'agir ne soit pas du goût de quelques partisans des aristocraties scientifiques, c'est possible ; mais soyez certains que je ne me laisserai pas effrayer par les clameurs de ces critiques, qui, tout en se plaignant du bruit que l'on fait autour d'eux, embouchent toutes les trompettes et font vibrer toutes les cymbales de la renommée pour annoncer au monde entier leurs petites conceptions et leurs inventions médiocres.

Rassurez-vous, du reste, sur le succès de mon entreprise. Il se confirme tous les jours, malgré toutes les difficultés que je viens de vous signaler, et malgré surtout la résistance de l'inventeur à reconnaître comme honorables ces petits trafics dont le procès de La Pommerais a révélé le secret au public.

Un pareil scrupule fera sourire peut-être plus d'un spéculateur de notre époque ; mais je le garde. Que voulez-vous ? A mon âge, j'ai encore la naïveté de croire que l'honneur est le plus grand des biens. J'ai jusqu'ici conservé le mien intact. Jeunes gens qui m'écoutez, soyez prudents et laborieux dans la vie, afin de pouvoir conserver le vôtre.

J'ai vu bien des chutes sur le sentier glissant où toutes les émulations se pressent. Il y en a eu de retentissantes. Je m'adresse surtout à ceux dont l'âme déborde de pensées et de sentiments généreux. Ils sont les plus menacés. Que d'écueils sur la route, au bout desquels se trouve la misère, cette mauvaise conseillère, cette plaie hideuse de la vie privée et de la vie sociale, si souvent infectieuse pour ceux qu'elle atteint ! Comprenez à l'accent de ma parole tout ce que je ne vous dis pas, tout ce que je ne puis vous dire. C'est pour échapper autant qu'il m'a été possible à ses cruelles atteintes, que j'ai toujours marché avec circonspection, et pourtant j'ai un cœur aussi ardent que le vôtre.

Qu'y a-t-il d'étonnant? Ayant toujours vécu avec la jeunesse, j'ai gardé le cœur de la jeunesse.

Je vous entends tous les jours me répéter : Et votre journal? Et votre livre d'anatomie?

Parlons d'abord du journal.

Il existe, il se nomme le *Mouvement médical,* son rédacteur en chef est M. Pascal, l'un de mes anciens élèves. Le *Mouvement* recevra désormais mes communications et celles de mes amis. Je vais même en prendre la direction scientifique. Il a pour principe la liberté de l'enseignement. N'ayez donc de ce côté nul souci. Rien n'arrêtera le *Mouvement* dans sa marche.

Quant à mon livre d'anatomie, je vous ai toujours dit que je ne voulais pas en faire une œuvre de commerce et de spéculation. Mais pour élever ce monument à la construction duquel je voudrais tous vous convoquer, il me faut des jours plus tranquilles. Ils viendront. Votre maître a la foi; ayez la foi comme lui, et sachez attendre, puisqu'il attend bien encore.

Ah ! si toutes mes aspirations pouvaient se réaliser, il est un autre monument que j'aurais à cœur de construire. L'édifice porterait sur son fronton cette inscription : École pratique libre de la ville de Paris et de la France entière.

Modérez donc vos impatiences quand moi-même je modère mon ardeur.

Si vous me permettiez de vous raconter toutes les péripéties de ma vie, car jusqu'ici je ne vous ai guère entretenus que de celles de mon enseignement, vous y puiseriez peut-être une leçon utile, qui servirait à vous ramener sur le chemin de la raison et de la réalité. Figurez-vous d'abord qu'à l'époque de mes études, j'étais passionné pour la physiologie, passion malheureuse que je n'ai jamais pu satisfaire que bien incomplétement. Je suivais les cours de Magendie; M. Claude Bernard était en ce temps-là son préparateur. Magendie soutenait alors que la strychnine tuait les animaux par asphyxie. La théorie du célèbre physiologiste ne me satisfaisait pas; il me semblait, sans nier l'asphyxie, que les convulsions pouvaient bien, par elles-mêmes, causer la mort des animaux empoisonnés. Je tentai l'expérience sur des grenouilles; mes ressources ne me permettaient pas de recourir à d'autres animaux. Sur quelques-unes j'enlevai le cœur et les poumons; d'autres furent empoisonnées : tous les organes restaient dans leur intégrité. Je vis constamment celles-ci succomber avant les premières. Ainsi, mon opinion que les animaux empoisonnés par la strychnine ne mouraient pas seulement par asphyxie, mais encore à son défaut, par épuisement nerveux, se trouvait vérifiée par l'expérience.

Des expériences semblables faites sur d'autres

animaux dont on entretenait artificiellement la respiration après l'empoisonnement, sont venues depuis la confirmer.

Les résultats que je venais d'obtenir devinrent le sujet de ma thèse inaugurale, que je soutins en 1840. Quelques mois auparavant, j'avais lu à l'Académie de médecine un mémoire sur l'action réflexe du système nerveux.

Pressé par les nécessités de la vie, je retournai dans mon pays, dans un village du département de l'Yonne, au sein du Morvan, non loin d'un lieu où l'on construisait alors un couvent connu sous le nom de Couvent des frères de la Pierre-qui-Vire. Cette pieuse fondation ne me suggéra pas l'idée de me faire moine. J'étais entraîné par une autre vocation.

Pendant deux ans et demi que j'exerçai la médecine dans mon pays, j'immolai bien des grenouilles et aussi quelques animaux d'un rang plus élevé, mais surtout des grenouilles. Pauvres bêtes ! Une de leurs principales spécialités est de servir aux expériences physiologiques.

Parmi tous mes sujets d'expérimentation, je ne vous en citerai qu'un seul.

Magendie avait démontré, je dis Magendie et non pas Charles Bell, ainsi que M. Vulpian l'a prouvé, Magendie avait démontré que les racines postérieures des nerfs étaient sensitives et les antérieures motrices.

On lui disputait tout à la fois la priorité et la vérité de sa découverte, et je crois que Magendie, ébranlé par les attaques, avait fini lui-même par douter de l'une et de l'autre. Pour ce qui était de la vérité des résultats obtenus par Magendie, je n'avais là-dessus aucun doute.

Aussi ce fut moins pour les vérifier que pour détruire les objections des adversaires du célèbre physiologiste, que je tentai des expériences confirmatives. Je coupai sur certaines grenouilles l'origine sensitive, et sur d'autres l'origine motrice des nerfs du membre thoracique. Plusieurs guérirent et survécurent à ces mutilations. Puis, un beau jour, je partis pour Paris avec mes témoins vivants, afin de témoigner avec eux en faveur de Magendie. J'avais résolu de ne plus quitter désormais le grand théâtre de la science.

Mon pauvre père, qui m'accompagnait au départ, versait des larmes. Il en eût versé de bien plus amères encore s'il eût pu prévoir toutes les douleurs qui m'attendaient; mais le sort en était jeté : *Alea jacta.*

Je lus un mémoire à l'Académie des sciences. On me nomma des commissaires, un rapporteur, puis tout fut dit. Magendie ne s'inquiéta pas même d'un résultat qui touchait de si près à sa gloire. Peu encouragé de ce côté-là, je me livrai à l'enseignement de l'anatomie. A mon entrée à l'École pratique, parurent les fameux règlements Orfila. Vous voyez que ce n'était pas bien encourageant encore. Les professeurs particuliers s'ingéniaient de toute façon, vu la disette de sujets de dissection, afin de pouvoir les conserver à leurs études le plus longtemps possible.

J'avais imaginé alors d'introduire au sein des cadavres du goudron, les produits de la distillation du bois, de l'acide sulfureux. Une cornue en fonte, un tube en plomb, constituaient tout mon appareil ; la matière à distiller était placée dans la cornue, un bouchon en liége adapté au col de la cornue.

Une des extrémités du tube passant à travers le bouchon communiquait avec la cornue ; l'autre extrémité du même tube était introduite dans une artère ; je chauffais, et tout ce qui devenait vapeur passait par distillation : l'opération se faisait d'elle-même.

Gannal avait déjà sa grande célébrité. Il embaumait avec la seringue, et s'était fait breveter pour la seringue.

Il menaçait d'un procès l'audacieux qui, pour embaumer, eût osé se servir dudit instrument, et nul ne l'osait. Enfin il se trouva un médecin assez brave pour tenter l'aventure : ce fut M. Marchal de Calvi. Il eut gain de cause. La perte du procès de Gannal m'ôta la satisfaction de rendre à cette époque un petit service à ses concurrents, car on eût pu aisément, à l'aide d'un petit appareil calqué sur le mien, se passer de la seringue ; la pression de la vapeur sur le liquide à injecter eût remplacé avec avantage le piston de son instrument favori.

Après tous mes essais et toutes mes expériences, je lus un mémoire à l'Académie des sciences sur la fermentation cadavérique et les agents conservateurs. Je signalai parmi ceux-ci les acides en *eux* comme étant, en général, d'excellents antiseptiques, parce qu'ils peuvent désoxigéner les matières animales en atteignant eux-mêmes un plus haut degré d'oxidation.

A propos de la théorie de la fermentation putride, je soutins que toute décomposition sans la présence d'une molécule organisée (le ferment), ne pouvait être considérée comme une fermentation. Je soutins encore qu'aux trois conditions admises jusque-là pour opérer une fermentation, la chaleur, l'eau et l'oxigène, il fallait en ajouter deux autres : le ferment et le repos statique. Je disais, pour justifier la nécessité de cette dernière, que des graines roulant les unes sur les autres, ne pouvaient germer et se développer.

On me nomma des commsisaires, un rapporteur, puis tout fut dit, comme d'habitude.

Pendant que je faisais mes expériences, M. Sucquet faisait aussi les siennes. Il trouva dans l'hyposulfite de soude, j'aime à lui rendre cette justice, un agent conservateur préférable à l'acide sulfureux pour les préparations anatomiques. Toutefois, M. Édouard Robin, chimiste distingué, soutient avoir signalé, avant les expériences de M. Sucquet, les propriétés antiseptiques du sulfite de zinc, agent plus énergique que le sulfite de soude.

A propos de l'acide sulfureux, je vais vous raconter en passant une anecdote. Quelque temps après mes expériences, un industriel prit un brevet pour l'acide sulfureux. Il l'appliquait à la conservation des viandes alimentaires. L'un de mes amis les plus regrettés, le docteur Imbert, aussi bon par le cœur que distingué par la science, professeur particulier de physique et de chimie, réclama pour moi une priorité dont je n'étais guère jaloux. J'avais déjà tenté l'expérience avec M. Lemasson, l'un des marchands de comestibles les plus renommés de Paris. Les viandes étaient parfaitement conservées, mais elles n'étaient pas mangeables...

Les concours de l'agrégation devant la Faculté de médecine vinrent enfin mettre un terme à mes succès auprès de l'Académie des sciences. C'était tomber de Charybde dans Scylla.

J'eusse aisément trouvé ma consolation dans mon enseignement, s'il n'eût été lui-même à chaque instant menacé dans son existence.

Quelque temps après mon premier concours je publiai, dans le *Moniteur des Hôpitaux*, l'exposé de ma méthode anatomique.

A cette époque, concurremment à mes leçons d'anatomie, je faisais des cours de médecine opératoire, de bandages, etc.

Il me vint un jour à l'esprit que la méthode qui s'appliquait à l'étude de ces diverses branches de la médecine pouvait se généraliser dans l'enseignement des métiers et des sciences. J'eus alors la pensée d'aller frapper à la porte de la franc-maçonnerie. On m'ouvrit. A ma grande surprise et aussi à ma grande satisfaction, je retrouvai dans les symboles maçonniques les images représentatives de la méthode que j'avais tracée. Je fis part de mes sentiments à mes nouveaux frères, ils me parurent enchantés. Les voyant si bien disposés, je les priai de vouloir bien consentir à écouter trois lectures que je me proposais de faire sur l'intéressante question dont je venais de les entretenir. Ma demande fut accueillie avec empressement. La première lecture avait pour sujet : *de la Philosophie maçonnique ;* elle dut les flatter agréablement, car l'assemblée vota à l'unanimité l'impression de mon discours. A la seconde lecture qui avait pour titre *de l'Instruction maçonnique,* je ne retrouvai plus ni le même empressement, ni la même bienveillance : c'était une déception nouvelle ajoutée à tant d'autres.

Quand les francs-maçons virent que je venais chercher parmi eux autre chose que des succès oratoires ou quelques-uns de leurs grades insignifiants, ils me fermèrent tout à la fois leurs oreilles et leurs sympathies.

Aussi, je leur épargnai l'ennui de ma troisième lecture sur l'union ou la solidarité maçonnique.

Dès lors, ce que j'avais de mieux à faire, c'était de me retirer, et c'est ce que je fis. La loge à laquelle j'appartenais s'appelait la Fraternité des peuples. Or, vous n'avez jamais rien vu de moins fraternel que cette assemblée. Pour mettre fin aux troubles qui l'agitaient, le grand-maître, malgré son esprit pacifique et conciliateur, se vit obligé de la frapper d'interdiction. Et j'ai le courage de vous avouer que mon cœur est resté complétement insensible devant une pareille catastrophe.

La franc-maçonnerie est une institution aujourd'hui sans valeur, une institution qui n'a plus sa raison d'être.

Aussi *le Monde*, je parle du journal, m'a-t-il paru plaisant quand je l'ai vu prendre à la lettre les formules sacramentelles, plus ou moins terribles, des francs-maçons ; puis en jeter, tout frissonnant d'effroi, le hideux tableau à la tête de ses lecteurs, pour les glacer d'horreur et d'épouvante. Pauvre *Monde !* Don Quichotte qui se bat contre les ailes d'un moulin à vent. La franc-maçonnerie est à la hauteur de l'Académie des sciences.

Laissons tomber tous ces vieux édifices en ruine, toutes ces vieilles masures qui s'écroulent d'elles-mêmes. Que signifie cet assemblage de gens qui emploient le peu de voix qu'ils ont encore, le plus souvent pour se disputer, quelquefois pour se congratuler, mais surtout pour vanter outre mesure les petites choses qu'ils ont pu faire ; fermant hermétiquement leur porte à tout progrès, à toute vérité qui vient troubler leur tranquillité, leur bien-être et leur béatitude.

Dormez votre sommeil, vieilles nécropoles de la science et de la philosophie. Que l'homme se garde bien de remuer vos cendres et de profaner, en y pénétrant, votre sanctuaire vénéré et consacré par les temps.

Cependant je ne me donnai pas pour battu après mon échec auprès des franc-maçons. Un de mes élèves publiait alors un journal d'éducation populaire: c'était M. Paget Lupicin.

J'y publiai mon travail avec ce titre :

Formule générale de la méthode naturelle appliquée à l'enseignement DES MÉTIERS ET DES SCIENCES.

Seulement, j'ai à reprocher à M. Paget Lupicin d'avoir, sans mon autorisation, introduit de son chef, au sein de mon exposé, des réflexions religieuses dont je repousse complétement la solidarité. Je m'occupais de la science, et non de la religion ; à chacun sa spécialité.

Il ne m'est pas possible d'entrer dans aucuns développements à ce sujet ; je le ferai plus tard ; pour le présent je ne puis que vous renvoyer à ceux que j'ai esquissés dans l'*Éducateur populaire.*

Je me contenterai ici de vous faire connaître ma classification scientifique, que j'ai ainsi formulée :

1. Constatation de l'existence des corps.

2. Considérations élémentaires sur la mesure, le nombre et le poids, comme base de la science.

3. Morphologie, divisée en :

A Étude de la forme matérielle des corps en commençant par la sphère, le cube et le cylindre et continuant par leurs dérivés (*modelage*) ;

B Étude des images (*dessin*).

4. Étude des usages fondamentaux des corps (*mécanique*), avec l'arithmétique, la géométrie et les autres sciences mathématiques pour appui.

5. Physique ;

6. Chimie ;

7. Minéralogie et géologie ;

8. Botanique ;

9. Zoologie ;

10 Étude de l'homme dans ses conditions anatomiques et ses attributs physiologiques ;

11. Philosophie ;

12. Sociologie.

J'en étais là de mes travaux lorsque je fis rencontre de Proudhon. Ce fut la seule fois que j'eus l'occasion de m'entretenir avec le célèbre publiciste. Après nous être mis d'accord sur un point, et ce n'était pas difficile, l'importance de la profession dans les sociétés modernes, je lui adressai deux objections que j'avais depuis longtemps sur le cœur.

Voici sur quel point porta la première.

Proudhon, dans son livre *De la paix et de la guerre*, avait avancé, d'après une statistique dont je ne chercherai pas à vérifier l'exactitude, que si les revenus de la France étaient répartis d'une manière égale sur toutes les têtes, chacun de nous n'aurait que 18 sous par jour à sa disposition.

Il avait de plus ajouté que ce chiffre ne pourrait jamais être dépassé, parce que les produits et la population augmentant en même proportion, la répartition serait toujours la même, et que les résultats ne seraient en rien modifiés. Que penseriez-vous, Monsieur, lui dis-je à ce sujet, d'une entreprise dont je tenterais la réalisation immédiate si ma fortune me permettait une première mise de fonds. Je prétends qu'il me serait possible de donner aux enfants un enseignement gratuit, sans pourtant y perdre moi-même.

Mon secret est bien simple : c'est celui des maîtres d'apprentissage que leurs apprentis paient avec du temps. Toutefois, de la façon dont seraient traités les enfants confiés à mes soins, chacun d'eux me coûterait plus de 18 sous par jour, mais aussi chacun d'eux, pris dans la masse, me produirait plus de 18 sous.

Passons maintenant à la seconde objection.

Dans votre ouvrage sur *la Justice dans la Révolution et dans l'Église*, vous constituez quelque part un atelier de travail; et vous ajoutez qu'il serait difficile d'en réaliser l'instrumentation, mais qu'il serait facile de trouver les professeurs : c'est justement la proposition inverse qui est la vraie; pour faire cet enseignement tout nouveau de mécanique opératoire, les maîtres sont encore à former, ils n'existent pas; quant aux instruments, ils sont faciles à réaliser.

Et si je faisais cet enseignement à la campagne, je lui donnerais pour base les instruments aratoires, surtout les plus simples.

Au reste c'est dans l'agriculture, à mon sens, et

non dans l'industrie que doit se trouver le type de l'enseignement professionnel. Je compare la première école créée sur ce plan à une ruche d'abeilles, une ruche mère d'où sortent des essaims qui vont ailleurs produire le miel et veiller à la fécondité.

Mais les abeilles, dans leur nouvelle patrie, ne s'occupent ni de leur mère, ni de leurs sœurs ; mes essaims d'hommes, au contraire, se rattacheront toujours entre eux et à leur mère commune par le souvenir, l'amour et la solidarité. Ainsi j'ai parlé à Proudhon.

Vous voyez donc, mes amis, que je m'étais occupé de cette grande question de l'enseignement professionnel avant qu'elle ne fût mise à la mode. Je quittai Proudhon pensant l'avoir convaincu. Quel ne fut pas mon étonnement de retrouver dans son livre *de la Capacité politique des classes ouvrières* quelques-unes de mes idées fondamentales reproduites, sans qu'il se fût donné la peine de me citer. Ne croyez pas qu'en faisant cette réclamation je cède à un désir de réputation et de gloire. Ma vie tout entière est là pour répondre à cette accusation, mais n'est-il pas naturel de tenir à son bien, quelque mince qu'il soit, et de défendre sa modeste propriété ? Non, mes amis, je n'ai jamais travaillé pour la gloire.

Je travaille et j'ai travaillé pour conquérir mon indépendance, pour assurer la sécurité de ma famille, pour acquérir une puissance qui me permette de venir en aide à la souffrance et à la faiblesse. Je travaille pour le développement du progrès et de la liberté, par besoin d'expansion, par amour du beau, du vrai, par amour de l'harmonie. Mais le plus puissant mobile qui ait agi sur mon cœur a été, sans contredit, mon ardente passion pour l'enseignement de la jeunesse. C'était un héritage de famille; elle m'est venue de mon père, mon premier maître, de mon père qui était au temps de mon enfance simple instituteur dans un village ignoré. Mes élèves sont nombreux tant en France qu'à l'étranger.

Je compte parmi eux des agrégés de la Faculté, des médecins et chirurgiens distingués, soit dans les hôpitaux, soit dans la pratique civile. J'ai vu sans jalousie comme sans vanité leur fortune grandir et dépasser la mienne.

Quoique repoussé par l'école de médecine, deux anatomistes renommés ne me trouvèrent pas indigne d'initier leurs fils aux éléments de la science qu'ils professaient. L'un était M. Cruveilhier, le grand maître de l'anatomie descriptive, l'autre le professeur d'anatomie chirurgicale au Val-de-Grâce, M. Mounier, dont les médecins militaires connaissent tous la supériorité dans ce genre d'enseignement.

C'était là un jugement d'honneur qui me relevait de celui de la Faculté. Je pourrais encore citer d'autres médecins non moins recommandables qui m'ont honoré d'un pareil témoignage de confiance. Mais je m'arrête; il ne fallait pas moins qu'une circonstance aussi solennelle dans mon existence pour me décider à évoquer ces souvenirs. Je ne veux me rappeler, en terminant, que l'affection que j'ai toujours eue pour vous, et celle que tous vous m'avez toujours témoignée, car s'il y a eu quelques défaillances, votre maître les oublie aujourd'hui.

Je viens de vous faire ma profession de foi.

Je viens de vous raconter ma vie, je la livre à votre jugement. C'est aux élèves qu'il appartient de juger leurs maîtres.

Paris. — Imprimerie Divry et Cᵉ, rue N.-D. des Champs, 49.

www.ingramcontent.com/pod-product-compliance
Ingram Content Group UK Ltd.
Pitfield, Milton Keynes, MK11 3LW, UK
UKHW020222180726
13838UKWH00005B/2138